OS IMPACTOS DA VIBRAÇÃO DE CORPO INTEIRO NA SAÚDE DOS MOTORISTAS DE ÔNIBUS E CAMINHÃO E SUA RELEVÂNCIA NA SEGURANÇA DO TRABALHO

JOSÉ JUSCELINO FERREIRA DE MEDEIROS

OS IMPACTOS DA VIBRAÇÃO DE CORPO INTEIRO NA SAÚDE DOS MOTORISTAS DE ÔNIBUS E CAMINHÃO E SUA RELEVÂNCIA NA SEGURANÇA DO TRABALHO

Esta é uma produção independente, Independently Published (2020), tendo como impressão e distribuição a Amazon.com

OS IMPACTOS DA VIBRAÇÃO DE CORPO INTEIRO NA SAÚDE DOS MOTORISTAS DE ÔNIBUS E CAMINHÃO E SUA RELEVÂNCIA

NA SEGURANÇA DO TRABALHO

Dados Internacionais de Catalogação

MEDEIROS, Jose Juscelino Ferreira de.

OS IMPACTOS DA VIBRAÇÃO DE CORPO INTEIRO NA SAÚDE DOS MOTORISTAS DE ÔNIBUS E CAMINHÃO E SUA RELEVÂNCIA NA SEGURANÇA DO TRABALHO

1. Segurança do Trabalho. 2. Saúde do trabalhador. 3. Direito.

2020

1ª Edição

DEDICATÓRIA

Dedico este livro a minha querida esposa ADRIANA GONÇALVES DE MEDEIROS, grande apoiadora e incentivadora.

ÍNDICE

1 - INTRODUÇÃO

Não é de hoje que a literatura especializada em segurança e saúde do trabalho vem se preocupando com a exposição de trabalhadores a vibração, seja ela, de mãos e braços e/ou de corpo inteiro (VCI). **Pois, em países em desenvolvimento como o Brasil existem milhares de casos diagnosticados de trabalhadores com problemas na coluna vertebral decorrente de exposição acentuada a vibração de corpo inteiro.**

Atualmente inúmeros estudos acadêmicos realizados no Brasil e em tantos outros países apontam de forma sistemática os efeitos danosos da vibração de corpo inteiro na coluna vertebral do indivíduo que fica exposto a longas jornadas de trabalho.

Nesse ensaio focalizaremos nossos esforços na abordagem da Vibração de Corpo Inteiro (VCI), trazendo como estudo de caso os motoristas e cobradores de ônibus da Cidade de São Paulo.

Com a opção do estudo de caso acima, faremos uma análise inicial da legislação e normas de prevenção do direito brasileiro, com o estabelecimento de um nexo causal.

2 – CONSIDERAÇÕES INTRODUTÓRIAS

A vibração ocorre com a prática de movimentos realizados pelo corpo em torno de um ponto fixo, podendo ser regular ou irregular. A vibração de corpo inteiro são aquelas recebidas pelo corpo através dos pontos de apoio, quando o indivíduo se encontra em pé, deitado ou sentado.

Produzida e dissipada nos chassis dos ônibus e caminhão, haja vistas, que ambos atuam como uma plataforma vibratória, **conforme podemos verificar nas imagens abaixo:**

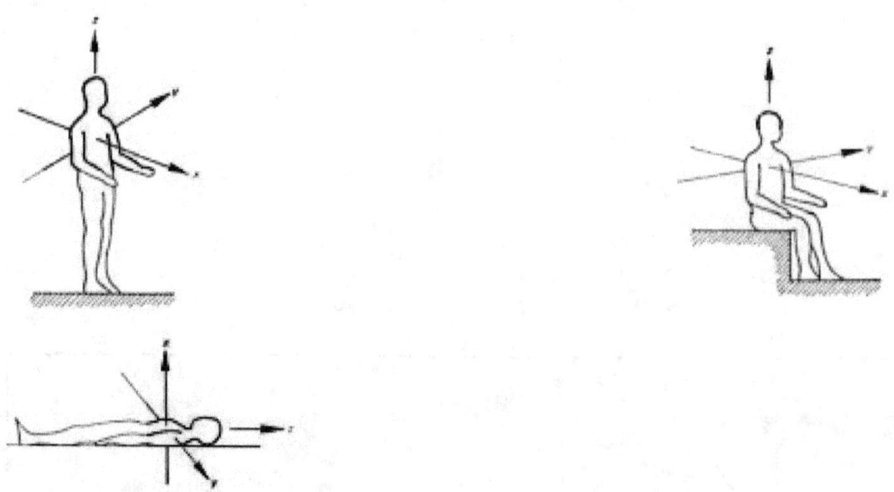

OBS. Imagens extraídas da norma ISO 2637/97.

É Importante termos em mente de que a vibração é recebida sempre nos pontos de apoio, conforme nos aponta as imagens acima (pés, nádegas e tronco). O que é muito comum no caso dos condutores de transportes (ônibus e caminhão) que desenvolvem suas atividades sentados, onde recebem a vibração diretamente nas nádegas.

É importante elencar que de diversas avaliações de vibração de corpo inteiro (VCI) que acompanhamos sua realização, seja em trabalhos prevencionistas; seja em perícias judiciais os motoristas de ônibus e caminhão foram unânimes em reclamar de problemas na coluna lombar, o que é simples concluir que se dar justamente pela sua proximidade com o recebimento da vibração, haja vistas, que trabalham sentados.

Outro aspecto extremamente relevante e tratando-se da realidade brasileira é o elevado número de condutores que buscam afastamento previdenciário por problemas na coluna lombar. As estatísticas são alarmantes, poucos são os condutores com mais de 10 anos de trabalho que não apresentam nenhuma reclamação por problemas na coluna vertebral, principalmente na região lombar.

A Norma ISO[1] 2631/97 e suas alterações regulamenta o trabalho exposto a

Vibração, seja de mãos e braços (VMB) e/ou de Corpo Inteiro (VCI). Norma essa que se preocupou e muito com a saúde e segurança dos envolvidos, ao ponto de estabelecer um quadro onde aponta como risco a saúde quando a exposição se dar dentro da zona hachurada, haja vistas, que nessa zona há risco potencial a saúde, conforme podemos ver nas figuras abaixo extraídas da própria norma:

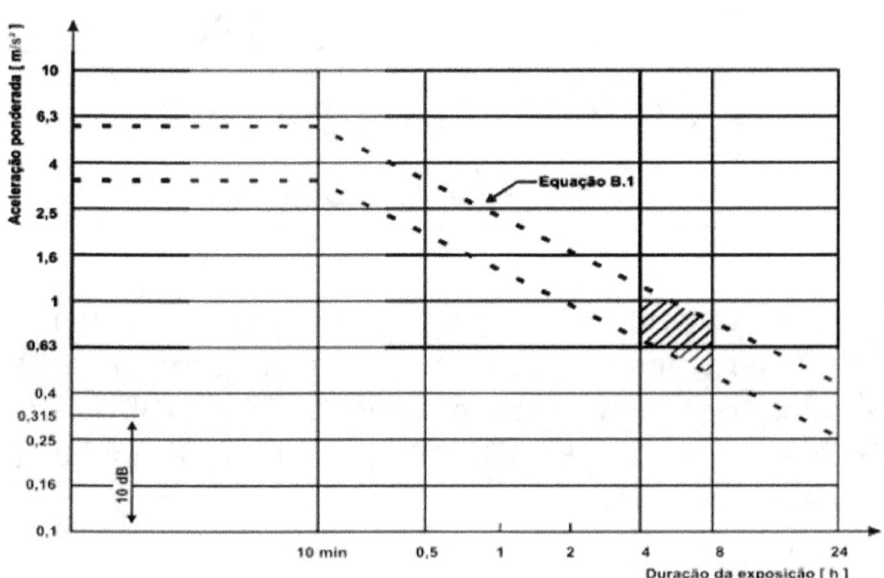

3 – ESTUDOS QUE APONTAM OS EFEITOS MALÉFICOS DA VIBRAÇÃO DE CORPO INTEIRO (VCI) NA SAÚDE E SEGURANÇA DOS TRABALHADORES E O ESTABELECIMENTO DE NEXO CAUSAL

Esclarecemos que parte dos estudos e levantamento abaixo reproduzimos no livro de nossa autoria denominado de APOSENTADORIA DOS MOTORISTAS E COBRADORES DE ÔNIBUS, publicado pela Amazon.com.

A) BRASIL:

1 - REVISTA DE SAÚDE PÚBLICA conclui "... Efeitos adversos na coluna vertebral, devido à exposição a VCI, como lombalgia, degeneração precoce da região lombar e hérnia de disco, têm sido os tópicos mais recorrentes na literatura sobre o tema". Revista de Saúde Pública v. 39 n.1 São Paulo – Jan. 2005. LUIZ FELIPE SILVA (do CRST/SP) e RENÉ MENDES (do Departamento de Medicina Preventiva da Faculdade de Medicina da Universidade Federal de Minas Gerais).

2 - REVISTA BRASILEIRA DE ENGENHARIA BIOMÉDICA publica estudo com as seguintes conclusões: a) "... os motoristas estão expostos a níveis potencialmente danosos á saúde. Os resultados da transmissibilidade dos assentos, na faixa de freqüência da ressonância da coluna vertebral, demonstraram que os assentos apresentaram comportamento dinâmico inadequado deixando os motoristas expostos aos problemas derivados da exposição à vibração."; Revista Brasileira de Engenharia Biomédica, v. 18, n. 1, p. 31-38, jan/abr 2002. – PUC – RS.

3 - TESE DE DOUTORADO APRESENTADA A UNIVERSIDADE DE SÃO PAULO – USP conclui no mesmo sentido: "...Desse modo, detendo-se nos aspectos referentes aos efeitos advindos da exposição à VCI, os autores salientam pesquisas, nas quais foram revelados os efeitos a longo prazo mais evidentes, como lombalgias, degeneração precoce da coluna e hérnia de disco."

4 – Universidade Federal do Rio Grande do Sul (UFRGS) – Dr. Alexandre Balbinot, 2001.

5 – Universidade Federal do Rio Grande do Sul (UFRGS) - Dr. Alberto Tomagma.

6 – Universidade de São Paulo (USP) – Dr. Luiz Felipe Silva – CEREST/SP., 2002.

7 – Universidade Federal Pernambuco (UFP) – Msc. Cindy Medeiros, 2004.

8 – Universidade Estadual de São Paulo (UNESP) – Msc. Roberto Carlos Barduco, 2006.

9 – Universidade Federal Fluminense – Msc. Gilmar Ximenes, 2006.

10 - Universidade Federal do Rio Grande do Sul (UFRGS) – Dr. Márcio Walber, 2009.

11 - Universidade Estadual de São Paulo (UNESP) – Dr. Ricardo Carvalho Tosin, 2009.

12 – ABRAMET – Dr. Dirceu Rodrigues.

B) OUTROS PAÍSES:

1 – Seidel, H. e Heide, R. 1986. Long-term effects of whole-body vibration.

2 - Hulshof, C. e Van Zanten, 1987. Whole-body vibration and low-back pain.

3 - Burton AK, Sandover J: Back pain in Grand Prix drivers; a "found" experiment. Applied Ergonomics 18:1, 1987.

4 – GRIFFIN, M.J., "Handbook of human vibration". New York: Academic Press, 1990.

5 – Boshuizen, H., 1990. A cognitive perspective on medical expertise: theory and implication.

6 – Johaning, E. 1991. Whole-Body Vibration Exposure in Subway Cars and Review of Adverse Health Effects.

7 - Bovenzi e Zadini, 1992. Self-Reported Low Back Symptoms in Urban Bus Drivers Exposed to Whole-Body Vibration.

8 - BOVENZI, M. "Low back pain disorders and exposure to whole-body vibration in the workplace". Seminars in Perinatology, 1994, v. 25, n.4. p.231-241.

4 - RISCOS DA EXPOSIÇÃO À VIBRAÇÃO DE CORPO INTEIRO – MOTORISTAS E COBRADORES DE TRANSPORTE URBANO SÃO OS MAIS EXPOSTOS AO AGENTE E ÀS SUAS CONSEQUÊNCIAS[2]

Estudos recentes realizados em universidades públicas e privadas em vários estados brasileiros, assim como por especialistas ligados a entidades profissionais não deixam dúvidas, de que a exposição à Vibração de Corpo Inteiro (VCI), produzidas pelos ônibus utilizados por empresas de transportes urbanos de passageiros das grandes cidades acometem os trabalhadores de diversas moléstias ocupacionais, principalmente na região lombar e coluna vertebral.

Na última década os diversos estudos técnicos realizados em diferentes capitais chegaram à mesma conclusão: motoristas e cobradores de ônibus urbanos trabalham expostos à VCI acima dos limites legais permitidos, o que poderá comprometer sua saúde e segurança laboral.

4.1. NEXO CAUSAL

É farta a literatura especializada que estabelece o nexo causal da exposição à VCI com as doenças ocupacionais, principalmente as localizadas na região lombar da coluna vertebral. Entre esses estudos, realizados com motoristas e cobradores de ônibus, que não deixam dúvidas da correlação (vibração versos doenças ocupacionais) estão:

1 - Publicado na Revista de Saúde Pública (São Paulo - Jan/2005) o estudo "Exposição

combinada entre ruído e vibração e seus efeitos sobre a audição de trabalhadores", de Luiz Felipe Silva, do Centro de Referência em Saúde do Trabalhador do Estado de São Paulo, e de René Mendes, do Departamento de Medicina Preventiva da Faculdade de Medicina da Universidade Federal de Minas Gerais, informa: "...**os efeitos adversos na coluna vertebral, devido à exposição à VCI como lombalgia, degeneração precoce da**

região lombar e hérnia de disco. Têm sido os tópicos mais recorrentes na literatura sobre o tema. "

A conclusão não deixa dúvida dos efeitos maléficos da VCI, correlacionando com as referidas doenças adquiridas por ocasião da exposição.

2 - Tese de doutorado apresentada na Universidade de São Paulo (USP), que trata da exposição de motoristas de ônibus urbano à VCI conclui, no mesmo sentido do publicado na Revista de Saúde Pública: **"...Desse modo, detendo-se nos aspectos referentes aos efeitos advindos da exposição à VCI, os autores salientam pesquisas, nas quais foram revelados os efeitos a longo prazo mais evidentes, como lombalgias, degeneração precoce da coluna e hérnia de disco."**

Os pesquisadores vão além e justificam "...O tema mais relevante, constatado por meio da revisão bibliográfica executada, foi sobre os efeitos decorrentes da exposição à VCI sobre a coluna, principalmente em virtude de número representativo de afastamentos do trabalho provocado por este problema. "

Em outras palavras, a exposição à VCI, a qual motoristas de ônibus urbano estão sujeitos, tem causado a longo prazo o surgimento e o agravamento de lombalgias e degenerações precoces na região da coluna vertebral.

3 - A Revista Brasileira de Engenharia Biomédica publicou estudo realizado com motoristas de ônibus de onde foram obtidas as seguintes conclusões:

a) "...Os motoristas estão expostos a níveis potencialmente da-

nosos à saúde. Os resultados da transmissibilidade dos assentos, na faixa de frequência da ressonância da coluna vertebral, demonstraram que os assentos apresentaram comportamento dinâmico inadequado deixando os motoristas expostos aos problemas derivados da exposição à vibração..."

b) "Panjab et al (1986) concluíram que a transmissibilidade na coluna vertebral é maior na faixa de 4 a 8 Hz e que muitos dos veículos a motor apresentam frequências nesta particular faixa (fontes potenciais de risco à coluna vertebral)."

c) "Com relação ao conforto, todos os veículos apresentaram índices que ultrapassaram os níveis estabelecidos, o que também pode estar relacionado ao cansaço e problemas físicos que os motoristas profissionais normalmente apresentam..."

Mais uma vez o estudo publicado demonstra claramente a relação direta entre a exposição à V CI com problemas de relacionados à coluna vertebral.

4 - Tese de doutorado apresentada na Faculdade de Engenharia da Universidade Federal do Rio Grande do Sul (UFRGS), intitulada "Caracterização dos níveis de vibração em motoristas de ônibus: um enfoque no conforto e na saúde", de Alexandre Balbinot, conclui: **"Os níveis de vibração do corpo humano e a transmissibilidade mostraram que os motoristas estão expostos à vibração a níveis perigosos, principalmente na área de ressonância da coluna vertebral."** A referida tese compilou outros estudos técnicos no mesmo sentido, vejamos:

a) "...Além disso, os autores Rehn et al (2000), Bovenzi et al

(1996), Backman (1983), Hedberg (1988) e Palmer et al (2000b) registraram a grande incidência de problemas na região das costas, em motoristas profissionais, devido provavelmente aos níveis de vibração."

b) "...com relação às dores nas costas, apresentam índices semelhantes aos encontrados por Beckman (1983), que verificou que os problemas de saúde em motoristas profissionais estão relacionados principalmente às dores nas costas e ombros. Os motoristas de ônibus apresentam um índice de dores nas costas praticamente o dobro quando comparado ao grupo controle."

Pode-se observar que esta tese, realizada em localidade diferente da primeira, tem exatamente a mesma conclusão dos demais estudos, que é o estabelecimento de nexo causal entre a exposição à VCl com problemas de relacionados à coluna vertebral de motoristas de ônibus urbano.

5 - O Ministério do Trabalho e Emprego, por meio da Superintendência Regional do Trabalho e Emprego de Mato Grosso, em "Estudo das Condições Ergonômicas, de Saúde e Segurança do Trabalho em Ónibus Coletivo" conclui suas pesquisas junto às empresas de transporte coletivo urbano do seguinte modo:

a) "Analisando-se a profissão de motorista, supõe-se que a região de maior incidência de dor musculoesquelética, esteja na coluna vertebral."

b) "...Solicitações necessárias para controle do veículo podem causar fadiga e estressar estas regiões (membros superiores, inferiores), e em especial, a coluna vertebral, podendo surgir o desgaste dos discos e o surgimento de lesões, pois, caso não haja redução dos fatores de risco associados à postura corporal... e associadas ao trabalho (vibrações) haveria um acúmulo de microtraumatismos, futuramente responsáveis pelo aparecimento de dor musculoesquelética."

c) "O alto índice de afastamento no trabalho causado pela dor musculoesquelética em motorista de ônibus..."

d) "Observa-se que 76% dos trabalhadores admitem terem ficado doentes após ingressar na função de motoristas..."

e) "A dor mais comum que ocorre entre as várias subcategorias de motoristas, encontradas na literatura, podem ser descritas em ordem de região de ocorrência como, coluna vertebral, membros inferiores e pescoço. No entanto, das lesões relatadas a que dizem respeito à coluna vertebral, sem dúvida é a lombalgia a de maior frequência."

f) "Trabalhadores do transporte coletivo urbano de Cuiabá e Várzea Grande convivem com a dor no seu dia a dia, 88% afirmaram sentir dores durante a jornada de trabalho..."

g) "Prevalência... No período em que ocorreu o estudo (agosto a dezembro/2003), a prevalência de afastamento entre os motoristas era de 19,53% de trabalhadores afastados com atestado médico. E desses afastamentos, 66% podem ter relação com os aspectos ergonómicos do posto de trabalho do motorista e com a organização do trabalho."

Há de se ponderar o grau de confiabilidade deste estudo, uma vez que foi elaborado pelo Ministério do Trabalho e Emprego que detém o monopólio da fiscalização do trabalho, bem como da elaboração das normas de higiene e segurança.

6 - Artigo de Gedriano dos Santos Cardoso, intitulado "Levantamento das incidências de dores osteomusculares em motoristas de ônibus de ônibus do transporte urbano de São Paulo", publicado na revista CIPA, apresenta as seguintes conclusões:

a) "No universo de 60 motoristas de ônibus do transporte urbano de São Paulo, com idade entre 30 e 66 anos, observou-se que mais da metade dos profissionais sãoacometidos por quadros de dores de intensidade leve a moderada que geralmente manifesta-se durante e após a jornada de trabalho..."

b) "...vibração, posto de trabalho deficiente de ergonomia e a falta de informação e conscientização por parte destes predispõem ao quadro. "

c) "Condições laborais que predispõem ao desenvolvimento de LER/DORT na profissão de motorista de ônibus urbano... Seu trabalho está caracterizado por uma alta frequência de execução de tarefas simultâneas, estão expostos a ruídos e vibração, alta denoidade de tráfego e contínuas paradas do automóvel."

d) "A coluna vertebral suporta a compressão exercida pela sobrecarga imposta, em função da força da gravidade (trancos, vibração e outros fatores externos)..."

e) "Supõe-se que os motoristas de ônibus urbano demonstraram uma carga de trabalho físico maior que as outras categorias de motoristas (rodoviários), pois são submetidos a um conjunto mais significativo de fatores de risco, como repetição de movimentos, congestionamento e vibrações."

f) "O presente estudo revelou que 58%, 35 dos motoristas pesquisados, apresentavam dores osteomusculares (DO) em algum lugar do corpo..."

g) "Observou-se ainda que a região de maior incidência foi a dos membros inferiores com 43%, depois tivemos a coluna vertebral com 30%, sendo a coluna lombar a mais acometida com 23%..."

h) "Dor na coluna constitui-se a queixa mais frequente em motorista de ônibus urbano, de 57%..."

i) "Verificou-se que entre os profissionais que procuraram tratamento médico a maior incidência foi lombalgia com 26%, escoliose e hérnia de disco foram a segunda maior incidência entre estes profissionais com 17%."

j) "Os principais fatores que predispõem aos acometimentos são:...vibrações por tempo prolongado..."

l) "Confirmando estas afirmações, Junior e Mendes (1996) dizem que a lombalgia é relacionada, em motoristas, a postura inadequada, a vibração de baixa frequência de corpo inteiro e ao risco aumentado de hérnia de disco intervertebral. "

m) "Já Silva (2002) relata que a vibração é um fator significativo e agressor à saúde do trabalhador, causando lombalgias e outros problemas de coluna."

n) "Observando-se as condições de trabalho desses profissionais motoristas constatou-se que fatores ocupacionais como jornada de trabalho, tempo de profissão, sobrepeso e vibração podem ser os principais desencadeadores dos distúrbios osteomusculares..."

Com ricos e fartos argumentos, estudos e pesquisas não restam dúvidas quanto ao estabelecimento do nexo causal.

7 - Pesquisa realizada por Vanessa Ferreira Bréder, da PROCIMH Universidade Castelo Branco, Estélio Henrique Martins Dantas, professor do Laboratório de Biociências da Motrocidade Humana (LABIMH-UCB), Marco Antônio Guimarães da Silva, da Universidade Federal Rural do Rio de Janeiro, e Luís Guilherme Barbosa, da Universidade do Grande Rio, intitulado "Lombalgia e fatores psicossociais em motoristas de ônibus urbano", traz diversas informações importantes, em que destacamos as seguintes:

a) "A amostra foi constituída de 78 motoristas de ônibus urbano do sexo masculino, com idade média igual a 32,5 anos."

b) "Cerca de 34% dos motoristas de ônibus urbano relataram dor na coluna vertebral..."

c) "Diante de todos estes fatores torna-se, pois, importante o Ievantamento epidemiológico, a fim de identificar a constância da lombalgia na classe dos motoristas de ônibus, já que as dores nas costas decorrentes da presença de fatores psicossociais vêm assumindo uma importância cada vez maior..."

d) "Dentre os motoristas de ônibus entrevistados, 26 (33,4%) relataram dor nas costas."

e) "A prevalência de lombalgia no presente estudo atingiu 33,4% dos motoristas de ônibus pesquisados."

8 - Estudo realizado pela [PUCR] com motoristas profissionais informa que:

a) "...o risco de desordens musculoesqueléticas em motoristas profissionais é de 3,9 vezes maior que em outros servidores públicos, e que distúrbios na coluna, tendões e articulações são frequentes em 35% dos motoristas."

b) "Câmara (1996) realizou uma pesquisa com 36 motoristas de ônibus do Rio de Janeiro e constatou que 48% dos motoristas apresentavam dores na coluna e 42% nas pernas."

c) "As vibrações de origem mecânica, como as produzidas pelos veículos, são cumulativas e causam desidratação, degeneração e fibrose do conteúdo do núcleo pulposo, diminuindo a ação de amortecedores dos discos intervertebrais."

d) "O profissional que dirige ônibus está sujeito à vibração dos veículos..."

Novamente vemos que todas as pesquisas realizadas contêm as mesmas conclusões, independentemente do local pesquisado e do tipo de veículo.

9 - Artigo publicado pela revista CIPA no 351 de fevereiro de 2009, sob título "Vibração na direção veicu-

lar", traz diversas informações e novamente conclui no mesmo sentido dos outros oito trabalhos mencionados, em que destacamos:

a) "As pesquisas mais recentes constatam que os motoristas estão expostos a níveis perigosos de vibrações principalmente na faixa de frequência de ressonância da coluna vertebral."

b) "Só manter-se em posição já exige esforço muscular que somado à vibração produzirão contraturas de fibras musculares... Este fato somado aos movimentos repetitivos desenvolvidos durante atividade irá acelerar os processos degenerativos neuromuscular e osteomuscular."

c) "Somam-se à vibração os movimentos repetitivos executados e também a busca permanente ao equilíbrio que constituirão conjunto propício ao desencadeamento de tais doenças."

As conclusões dos estudos científicos e trabalhos técnicos mencionados são apenas uma síntese do vasto material produzido nos últimos anos que trata da exposição de motoristas e cobradores de ônibus urbanos à Vibração de Corpo Inteiro. Parte desses estudos encontra-se disponível inclusive na internet, o que possibilita o acesso a todos interessados.

Corroborando as conclusões dos estudos apresentados, os serviços médicos prestados pelos Sindicatos de Motoristas de São Paulo e Sindicato do Transporte Rodoviário de São Paulo têm achados muito próximos e coerentes com as pesquisas mencionadas neste artigo, de modo que estes estudos e teses apresentados nesses últimos 10 anos não são frutos de experiências pontuais e isoladas, ao contrário, espelham a mais absoluta realidade vivida por motoristas e cobradores das grandes cidades.

Face aos tantos estudos e a experiência profissional diária com os Sindicatos de Motoristas, há mais de 20 anos, nos é forçoso concluir que as lombalgias, hérnias de discos e outras moléstias relacionadas à coluna vertebral, disseminadas entre motoristas e cobradores de ônibus, têm como causa primária a exposição à VCI, sendo os chassis dos ônibus a fonte base de onde parte essa energia insalutífera, a qual é irradiada para os pés, apoios e assentos, chegando assim por estes pontos de entrada a todo o sistema osteomuscular.

5 - CONCLUSÃO E DIRETRIZES PARA MEDIDAS DE CONTROLE

Da abordagem do tema dos impactos da vibração de corpo inteiro (VCI) na vida dos trabalhadores em transportes de ônibus e caminhão, conclui-se não haver dúvida dos efeitos danosos suportados por esses profissionais por exposição a tal agente.

Torna-se incontroverso que a vibração é a principal fonte causadora do acometimento de moléstias na coluna lombar desses profissionais.

O que nos chama a responsabilidade, pois, se medidas de saúde e segurança não forem adotadas, a longo prazo podemos chegar a um problema de saúde pública, com o acometimento de todos esses trabalhadores.

A prevenção ainda é o caminho mais barato e deve ser adotado por todos os atores envolvidos, quais sejam, empregadores, trabalhadores e o poder público.

Os serviços realizados por esses trabalhadores são de tamanha importância e relevância para toda a sociedade, não é por menos que a própria OIT trata os transportes coletivos como serviço essencial.

Destarte, impõe-se medidas de proteção para minimizar os impactos da vibração de corpo inteiro na saúde e segurança dos profissionais do transporte operado por ônibus e caminhão, **das quais apresentamos as seguintes diretrizes:**

1) Adoção de medidas de segurança nos veículos, com a obrigatoriedade de bancos dotados de regulagem adaptados a estrutura física do operador;

2) No caso dos ônibus fazer a adoção de chassi para motor traseiro o que aponta uma menor propagação da vibração;

3) Jornada de trabalho não superior a 6h diárias;

4) Manutenção rigorosa nos veículos, especialmente na fixação da carroceira aos chassis;

5) Treinamento de ergonomia para os operadores, principalmente em questões de postura;

6) Prática de ginástica laboral diária com duração mínima de 30 minutos antes do início da jornada de trabalho;

7) Intervalos periódicos intrajornada de trabalho;

8) Melhoria das malhas viárias.

Com adoção de tais medidas preventivas e de controle certamente reduziremos e muito os danos suportados por esses colaboradores, o que fará com que todos tenham proveitos, seja os empregadores, trabalhadores, os usuários e o próprio governo.

VERSÃO INGLÊS

THE IMPACTS OF WHOLE BODY VIBRATION (WBV) ON ROAD CONDUCTOR´S (BUS AND TRUCK) HEALTH AND ITS RELEVANCE ON THE JOB SAFETY

I – INTRODUCTION

It is not from nowadays that the specialized literature on occupational health and safety has been concerned about the worker's exposure to vibration whether on hands, arms or the whole body (WBV). **In developing countries like Brazil there are thousands cases of workers who were diagnosed with spinal problems due to accentuated exposure to whole body vibration.**

Currently, numerous academic studies performed in

Brazil and in many other countries point out in a systematic way the damaging effects of whole body vibration on the spine of individuals with a long work journey.

In this essay we will focus our efforts in the approach of Whole Body Vibration (WBV), bringing and a study case of the bus drivers and collectors in the City of São Paulo.

With the option of the case study above, we will make an initial analysis of the legislation and prevention's norms of Brazilian Law with the establishment of a causal nexus.

II –INTRODUCTORY CONSIDERATIONS

The vibration occurs with the practice of movements performed by the body around a fixed spot, and it can be regular or irregular. The whole body vibration, are those received by the body through support points, when the individual is standing, lying or sitting.

Produced and dissipated in the chassis of buses and trucks, which both act as a vibrating platform, as we can see in the images below:

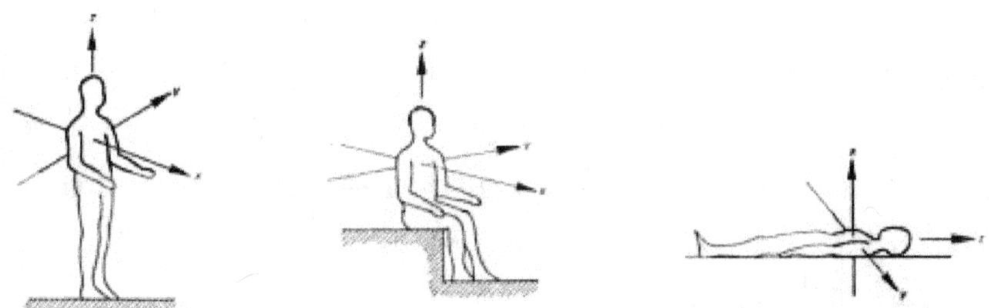

Observation: Pictures extracted from ISO 2637/97.

It is important to have in mind that the vibration is always received at the points of support, as the pictures above (feet, buttocks and trunk). What is very common in the case of transport conductors (bus and truck) who develop the activities on a sitting position, having the vibration directly on the buttocks.

It is important to note that from various evaluations of whole body vibration (WBV) followed by us, whether in preventive work; whether in judicial expertise the bus and truck drivers were unanimous in complaining about problems on the lumber spine, which is simple to conclude that it happens due to the proximity to the reception of the vibration, viewing that they work on a sitting position.

Another extremely relevant aspect of the Brazilian reality is the high number of drivers who seek for social security due to problems in the lumbar spine. The statistics are alarming, few are the conductors who have more than 10 years of work that never complained for any spine problems, specifically in the low back.

ISO[4] 2361/97 and its amendments regulate the work in the exposure of vibration on hand, arms or whole body (WBV). Rule that was very concerned with the health and safety of those involved, establishing a framework where health risk is indicated when the exposure occurs within the hatched area, as there is a potential risk to health, as we can see on the pictures below from the rule itself:

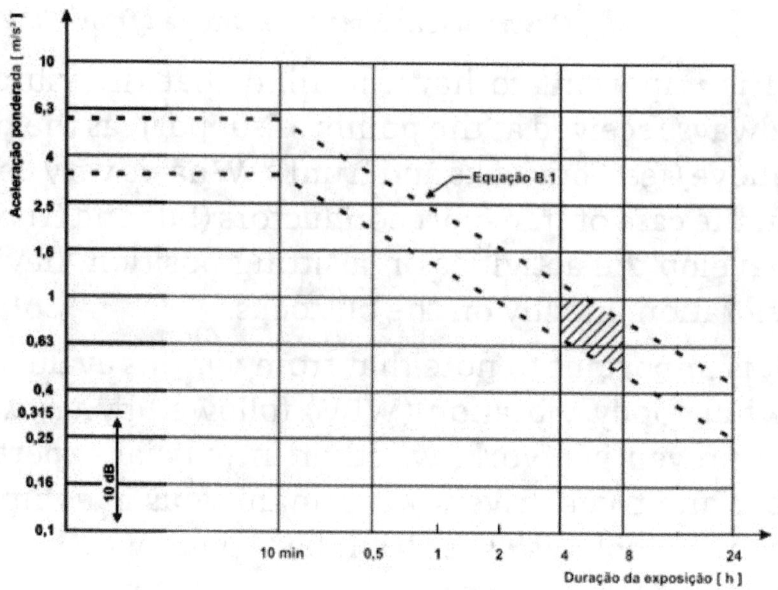

III - STUDIES THAT SHOW THE MALEFIC EFFECTS OF THE WHOLE BODY VIBRATION (WBV) ON THE WORKS HEATH AND SECURITY, AND THE ESTABLISHMENT OF CAUSAL NEXUS.

We clarify that part of the studies and surveys below, we reproduce in the book of our authorship called the RETIREMENT OF DRIVERS AND BUS COLLECTORS, published by AMAZON. COM.

A) BRAZIL:

1 - PUBLIC HEATH MAGAZINE concludes "...: Different effects on the spine due to exposure to WBV, such as low back pain, early lumbar degeneration and disc herniation, have been the most recurring topics in the literature with this subject. Public Health Magazine v.39 n.1 São Paulo – Jan 2005. LUIZ FELIPE SILVA (do CRST/SP) e RENÉ MENDES (From the Preventive Medical Department of the Doctors School of Minas Gerais University).

2 - BRAZILIAN MAGAZINE OF BIOMEDICAL ENGINEERING publishes a study with the following conclusions: a) drivers are exposed to potentially harmful levels. The results of the seat transmissibility in the frequency of the spine resonance showed that the seat presented an inappropriate dynamic behavior leaving the drivers exposed to the problems caused by exposure to vibration." Brazilian Magazine of Biomedical Engineering , v. 18, n. 1, p. 31-38, jan/apr 2002. – PUC – RS.

3 - DOCTOR THESIS PRESENTED IN SÃO PAULO – USP concludes on the same way: "Thus focusing on the aspect related to WBC, the authors highlight research, on which the most long-term effects where more evident, such as low back pain, early lumbar degeneration and disc herniation".

4 – Universidade Federal do Rio Grande do Sul (UFRGS) – Dr. Alexandre Balbinot, 2001.

5 – Universidade Federal do Rio Grande do Sul (UFRGS) - Dr. Alberto Tomagma.

6 – Universidade de São Paulo (USP) – Dr. Luiz Felipe Silva – CEREST/SP., 2002.

7 – Universidade Federal Pernambuco (UFP) – Msc. Cindy Medeiros, 2004.

8 – Universidade Estadual de São Paulo (UNESP) – Msc. Roberto Carlos Barduco, 2006.

9 – Universidade Federal Fluminense – Msc. Gilmar Ximenes, 2006.

10 - Universidade Federal do Rio Grande do Sul (UFRGS) – Dr. Márcio Walber, 2009.

11 - Universidade Estadual de São Paulo (UNESP) – Dr. Ricardo Carvalho Tosin, 2009.

12 – ABRAMET – Dr. Dirceu Rodrigues.

B) OTHER COUNTRIES:

1 – Seidel, H. and Heide, R. 1986. Long-term effects of whole-body vibration.

2 - Hulshof, C. ans Van Zanten, 1987. Whole-body vibration and low-back pain.

3 - Burton A.K., Sandover J: Back pain in Grand Prix drivers; a "found" experiment. Applied Ergonomics 18:1, 1987.

4 – GRIFFIN, M.J., "Handbook of human vibration". New York: Academic Press, 1990.

5 – Boshuizen, H., 1990. A cognitive perspective on medical expertise: theory and implication.

10 – Johaning, E. 1991. Whole-Body Vibration Exposure in Subway Cars and Review of Adverse Health Effects.

11 - Bovenzi and Zadini, 1992. Self-Reported Low Back Symptoms in Urban Bus Drivers Exposed to Whole-Body Vibration.

12 - BOVENZI, M. "Low back pain disorders and exposure to whole-body vibration in the workplace". Seminars in Perinatology, 1994, v. 25, n.4. p.231-241.

IV – RISKS OF THE EXPOSURE TO THE WHOLE BODY VIBRATION – URBAN TRANSPORT DRIVERS AND COLLECTORS ARE THE MOST EXPOSED TO THE AGENT AND ITS CONSEQUENCES [5]

Recent studies accomplished in public and private universities in several Brazilian States, as well as specialists related to the professional entities, leave no doubt that the exposure to the Whole Body Vibration done by buses of urban passenger transport companies in the large cities affect the worker with various occupational diseases, especially in the lower back and spine.

In the last decade various technical studies executed in different capitals have reached the same conclusion: **urban bus drivers and collectors work with the exposer to WBV over to the permitted legal limits, which could be responsible to their health and safety at work.**

4.1. CASUAL NEXUS

The specialized literature that establishes the casual nexus of the WBV to occupational diseases is very wide, especially those located in the lumbar region of the spine. Among these studies, conducted with bus drivers and collectors, there is no doubt about the correlation (vibration X occupational diseases) there are:

1 - Published in the Journal of Public Health (São Paulo – Jan/2005) the study "The combined exposure to noise and vibration and its effects on the hearing of workers", by Luiz Felipe Silva, of the Reference Center of Workers Heath of São Paulo State, from the Department of Preventive Medicine of Medical School of the Federal University of Minas Gerais, reports: "... **the diverse effects on the spine due to the exposure of WBV, such as low back pain, early lumbar degeneration and dick herniation. They have been the most constant topic in the literature on this subject.**"

There is no doubt on the conclusion about the malefic effects of the WBV, correlated with the diseases acquired at the time of exposer.

2 - A doctoral thesis presented at the University of São Paulo (USP) which deals with the exposure of urban bus drivers to the WBV concludes, in the same form as what was published in the Journal of Public Health (São Paulo – Jan/2005): "... **Thus, according to the effects of exposure to the WBV, the authors emphasize researches, which were informed the most obvious long-term effects, such as low back pain, early spine degeneration and disc herniation.**"

The researchers go further and justify "... The most relevant issue, verified through the literature review, was on the effects of exposure to WBV on the spine, mainly because of the representative number of evacuation from work caused by this problem."

In other words, the exposure to WBV, on which urban bus drivers are exhibted, has caused in the long term the appearance and worsening of low back pain and early degeneration in the spine region.

3 - The Brazilian Journal Biomedical Engineering published a study done with bus drivers from which the following conclusions were obtained:

a) "**... The drivers are exposed to potentially unhealthy levels. The results of seat transmissibility in the resonance frequency range of the spine showed that the seats presented an inadequate dynamic behavior, leaving the drivers exposed to the problems caused by the exposure to vibration ...**"

b) "**Panjab et al. (1986) concluded that transmissibility in the spine is higher in the range of 4 to 8 Hz and that many motor vehicles have frequencies in this particular range**

(potential risk sources to the spine)."

c)   **"Related to the comfort, all vehicles had indices that exceeded the established levels, which may also be related to fatigue and physical problems that the professional drivers usually present ..."**

<u>One more time the published study clearly demosntrats the direct relation between the exposure to WBV and problems related to spine.</u>

4 - A doctoral thesis presented at the Faculty of Engineering of the Federal University of Rio Grande do Sul (UFRGS), entitled "Characterization of vibration levels in bus drivers: a focus on comfort and health", by Alexandre Balbinot, concludes: **"The levels of vibration of the human body transmissibility have shown that the drivers are exposed to the harmful levels of vibrations, mainly in the area of the resonance of the spine."** The referred thesis has compiled other technical studies in the same sense, as we can see:

a) **"... In addition, the authors Rehn et al (2000), Bovenzi et al. (1996), Backman (1983), Hedberg (1988) and Palmer et al. (2000b) registered the high incidence of Professional drivers, with lower back pain, probably due to vibration levels."**

b)   **"... in the subject of back pain, they present similar levels to those founf by Beckman (1983), who verified that health problems in professional drivers are mainly related to back and shoulder pain. Bus drivers have almost twice the back pain rate when compared to the control group."**

It can be observed that this thesis, accomplished in a different location from the first, has exactly the same conclusion of the other studies, which is the establishment of causal nexus between exposure to WBV and the problems related to the spine of urban bus drivers.

5 - The Ministry of Labor and Employment by the Regional Superintendence of Labor and Employment of Mato Grosso, in the "Study of the Ergonomic, Occupational Health and Safety Conditions in Collective Bus" concludes its research with urban public transport companies as follows:

a) "By analyzing the driver's profession, it is assumed that the region with the highest incidence of musculoskeletal pain is in the vertebral spine."

b) "Necessary requests for the vehicle control can cause fatigue and stress to these regions (upper and lower limbs), especially the spine, which may result in wear off the discs and injury, therefore if there is not a reduction of the risk factors associated with body posture ... and associated with the work (vibrations) there would be an accumulation of microtraumas, which in the future can be the responsible for the appearance of musculoskeletal pain."

c) "The high level of absence at work caused by musculoskeletal pain in a bus driver ..."

d) "It is observed that 76% of workers admit to having become ill after joining the function of drivers ..."

e) "The most common pain that occurs among the various subcategories of drivers, found in the literature, can be described in order of occurrence region as, spine, lower limbs and neck. However, over the reported injuries that concern Vertebral column, the low back pain it is undoubtedly the most frequent."

f) **"Urban collective workers from Cuiabá and Várzea Grande deal with the pain in their daily lives, 88% affirmed they feel pain during the work day …"**

g) **"The Prevalence … During the study period (August to December/2003), the prevalence of drivers' absence was of 19.53% of workers with a medical certificate. And from theses absence 66% can be related to ergonomic aspects of the driver's work station and to the organization of work".**

The reliability of this study should be considered, since it was elaborated by the Ministry of Labor and Employment, which monopolizes the labor inspection, as well as the elaboration of hygiene and safety standards.

6 - The article by Gedriano dos Santos Cardoso, entitled "Survey of the incidence of musculoskeletal pain in bus drivers of urban transport buses in São Paulo", published in CIPA magazine, there are the following conclusions:

a) **"In the universe of 60 urban bus drivers from São Paulo, aged between 30 and 66 years old, it was observed that more than half of the professionals are affected by mild to moderate pain intensity that usually manifests itself during and after the workday …"**

b) **"… vibration, a workplace with the deficiency in ergonomics and the lack of information and awareness on of these predispose the scenario."**

c) **"Working conditions that predispose to the development of Injury for Repetitive Effort/Cumulative Trauma Disorders caused at work in the urban bus driver profession … This work is characterized by a high frequency of concurrent tasks, they are exposed to noise and vibration, high traffic density and continuous Automobile stops."**

d) "The spine supports the compression exerted by the imposed overload, depending on the gravity force (leaps, vibration and other external factors)..."

e) "It is assumed that urban bus drivers have a higher physical workload than other categories of (road) drivers because they are immerse in a more significant set of risk factors, such as repetition of movements, traffic congestion and vibrations."

f) "The present study revealed that from 58%, 35 of the drivers surveyed, presented musculoskeletal pain somewhere in the body..."

g) "It was also observed that the region with the highest incidence was the lower limbs with 43%, then we had the vertebral spine with 30%, and the lumbar spine was the most affected area with 23%..."

h) "Pain in the spine is the most frequent complaint in an urban bus driver, of 57%..."

i) "It was verified that among the professionals who sought for medical treatment the highest incidence was low back pain with 26%, scoliosis and herniated disc were the second highest incidence among these professionals, with the average of 17%."

j) "The main factors that predispose to the disorders are:... vibrations for a long time..."

k) "Confirming these statements, Junior and Mendes (1996) say that low back pain is related, to drivers, to inadequate posture, low-frequency of whole body vibration and increased risk of intervertebral disc herniation."

l) "Silva (2002) reports that the vibration is a significant factor and aggressive to the health of the worker, causing back pain and other spinal problems."

m) "Observing the working conditions of these professional drivers, it was observed that occupational factors such as work hours, work time, overweight and vibration may be the main cause of musculoskeletal disorders ..."

With rich and abundant arguments, studies and investigation there is no doubt to the establishment of the causal link.

7 - The research accomplished by Vanessa Ferreira Bréder, from PROCIMH, Castelo Branco University, Estélio Henrique Martins Dantas, professor of Laboratory of Biosciences of Human Motrocity (LABIMH-UCB), Marco Antônio Guimarães da Silva, Federal Rural University of Rio de Janeiro, and Luís Guilherme Barbosa, from the University of Grande Rio, entitled "Low back pain and psychosocial factors in urban bus drivers", brings important information, in which we highlighted the following:

a)   "The sample consisted of 78 urban male bus drivers, with a age average of 32.5 years old."

b) "About 34% of urban bus drivers reported spinal pain ..."

c)"In view of all these factors, it is important, therefore, to carry out an epidemiological study in order to identify the constancy of low back pain in the bus drivers' class, since back pain from the presence of psychosocial factors has been assuming an increasing and great importance... "

d) "Among the bus drivers interviewed, 26 (33.4%) reported back pain."

e)"The prevalence of low back pain in the present study reached 33.4% of the bus drivers surveyed."

8 – A study conducted by [PUCR] with professional dri-

vers reports that:

a) "... the risk of musculoskeletal disorders in professional drivers is 3.9 times higher than in other public servants, and that disturbances in the spine, tendons and joints are frequent in 35% of drivers".

b) "Câmara (1996) conducted a survey of 36 bus drivers from Rio de Janeiro and found that 48% of motorists had pain in the spine and 42% pain in their legs."

c) "The vibrations from mechanical origin, such as those produced by vehicles, are cumulative and cause dehydration, degeneration and fibrosis of the nucleus pulposus content, reducing the damping action on the intervertebral discs."

d) "The worker who drives the bus is susceptible to the vibration of the vehicles ..."

Again, we see that all the research carried out contains the same conclusions, independently of the location searched and the type of vehicle.

9 – The article published by CIPA magazine on February 29th, 2009, entitled "Vibration in the vehicular steering wheel", brings several information, and again concludes in the same direction of the other eight mentioned studies, in which we highlight:

a) "Recent researches verify that drivers are exposed to dangerous levels of vibration mainly in the frequency range of resonance of the spine."

b) "Only by staying in a sitting position, it is required muscular effort that added to the vibration will produce contractures of muscle fibers ... This fact added to the repetitive movements developed during activity will accelerate the degenerative neuromuscular and musculoskeletal process."

c) **"Adding to the vibration the repetitive movements performed and the permanent search for the equilibrium will constitute a propitious set to trigger such diseases."**

The conclusions of the scientific studies and technical papers mentioned is a synthesis of the vast material produced in the last years dealing with the exposure of urban bus drivers and collectors to the Whole Body Vibration. Some of these studies are available on the internet, which allows access to whom it may be interest.

Corroborating to the conclusions of the studies presented, the medical services provided by the São Paulo Drivers' Unions and the São Paulo Road Transport Union have very close and coherent findings as the research mentioned in this article, so that these studies and doctoral thesis presented in the last 10 Years are not the from punctual and isolated experiences, on the contrary, they reflect the most absolute reality experienced by drivers and collectors of big cities.

In face of so many studies and daily professional experience with the Drivers' Unions, for more than 20 years, we must conclude that the low back pain, disk herniation and other diseases related to the spine, spread among drivers and bus collectors, as its primary cause of exposure to WBV, having the bus chassis as being the base source from which this damaging energy, which is radiated to the feet, supports and seats, getting through these points the entrance to the whole musculoskeletal system.

V- CONCLUSION AND GUIDELINES FOR CONTROL MESURES

From the approach about of the impacts of whole body vibration (WBV) on workers' lives in bus and truck transport, it is concluded that there is no doubt about the harmful effects of these workers on exposure to such agents.

It is incontrovertible that the vibration is the main source of the of malefic affectation in the lumbar spine of these professionals.

What calls us to responsibility, therefore, if health and safety measures are not adopted, in the long term we can reach a public health problem, with the involvement of all these workers.

Prevention is still the cheapest way and must be adopted by all involved, employers, workers and the public power.

The services provided by these workers are of a great importance and relevance to society, and it is not least that the ILO treats collective transport as an essential service.

Thus, some protective measures are required to minimize the impacts of whole body vibration on the health and safety of bus and truck transport professionals, **of which we present the following guidelines:**

1) The adoption of safety measures in vehicles, with the obligation of banks equipped with regulation adapted to the physical structure of the operator;

2) In the case of buses, make the adoption of the chassis for rear engine which indicates a lower propagation of vibration;

3) Working hours that not exceed 6 hours per day;

4) Rigorous maintenance of the vehicles, especially on attaching the bus body to the chassis;

5) Ergonomics training for operators, especially on posture issues;

6) Daily labor gymnastics practice for the operators

with a minimum duration of 30 minutes before the beginning of the working day;

7) Periodic intra-working brakes.

8) Improvement of road networks.

With the adoption of such preventive and control measures we will certainly reduce and the damages tolerated by these employees, which will ensure everyone benefits, being the employers, workers, users and the government itself.

BIBLIOGRAFIA

BALBINOT, A. & TAMAGNA, A. Avaliação da transmissibilidade da vibração em bancos de motoristas de ônibus urbanos: um enfoque no conforto e na saúde. Revista Brasileira de Engenharia Biomédica, 18(1), p. 31- 38; 2002.

BOVENZI, M. "Low back pain disorders and exposure to whole-body vibration in the workplace". Seminars in Perinatology, 1994, v. 25, n.4. p.231-241.

BOVENZI, M., e ZADINI, A. 1992. Self-Reported Low Back Symptoms in Urban Bus Drivers Exposed to Whole-Body Vibration.

BOSHUIZEN, H., 1990. A cognitive perspective on medical expertise: theory and implication.

BURTON, A.K., SANDOVER, J: Back pain in Grand Prix drivers; a "found" experiment. Applied Ergonomics 18:1, 1987.

FRAGA, Luís Alves De – **Metodologia da Investigação**.

Lisboa: UAL – Universidade Autónoma de Lisboa, 2015.

GRIFFIN, M.J., "Handbook of human vibration". New York: Academic Press, 1990.

HULSHOF, C. e Van Zanten, 1987. Whole-body vibration and low-back pain.

ISO – *International Organization Standardization (Organização Internacional* de Padronização). Norma 2631-1-1997. "Mechanical vibration and shock – evaluation of human exposure to whole-body vibration – Part I: general requirements". Switzerland: International Standard, Geneva, 1997.

JOHANING, E. 1991. Whole-Body Vibration Exposure in Subway Cars and Review of Adverse Health Effects.

MEDEIROS, Jose Juscelino Ferreira De.; Os impactos do trânsito no trabalho dos profissionais do transporte coletivo da Cidade de São Paulo. 1ª ed. São Paulo, 2019. *Independently Published*. ISBN. 9781081707460.

MEDEIROS, Jose Juscelino Ferreira De.; A Previdência Reformada. 1ª ed. São Paulo, 2019. *Independently Published*. ISBN. 9781710080322.

MEDEIROS, Jose Juscelino Ferreira De., BATISTA, Cleide Regina. Aposentadoria dos Motoristas e Cobradores de Ônibus. 1ª ed. São Paulo, 2020. *Independently Published*. ISBN. 979-8600724976.

MEDEIROS, Jose Juscelino Ferreira De.; DANTAS, Arnaldo Donizetti. Reforma Trabalhista: implicações Sociais e Jurídicas para os trabalhadores brasileiros (setor de transporte). Revista do 7º Congresso dos Condutores de São Paulo, São Paulo, p. 10 - 49, 08 nov. 2017.

PALMER, K.T., GRIFFIN, M.J., BENDALL. H., PANNETT, B., "Prevalence and pattern of occupational exposure to whole body vibration in Great Britain: findings from a national survey". Occupational Environmental Medicine, pp. 229- 236. 2000.

SEIDEL, H. e HEIDE, R. 1986. Long-term effects of whole-body vibration.

XIMENES, G. M., & MAINIER, F.B., Programas de proteção de saúde e segurança de exposição às vibrações. XXV ENEGEP Porto Alegre, RS, Brasil, 2008, 8p.

O AUTOR

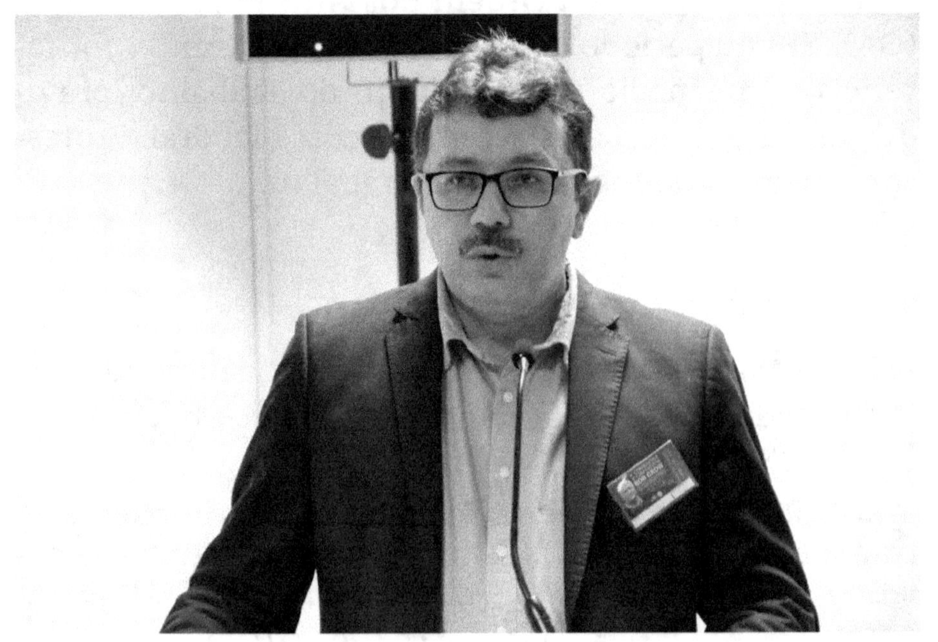

MEDEIROS, José Juscelino Ferreira De.

Possui graduação em Ciências Jurídicas e Sociais - DIREITO (Universidade Guarulhos). Especialista em Processo Penal (UNI/FMU). Especialista em Políticas Públicas e Gestão Governamental (EPD/SP). Mestrando/Doutorando em Ciências Jurídicas pela Universidade Autónoma de Lisboa-Pt. Especializando em Direito do Trabalho pela Pontifícia Universidade Católica (PUC) do Rio Grande do Sul. Advogado trabalhista, previdenciário e sindical. Atualmente é Advogado do Sindicato dos

Motoristas de São Paulo. Sócio de Medeiros & Batista Sociedade de Advogados. Assessor Jurídico da Nova Central Sindical dos Trabalhadores de São Paulo - NCST/SP. Integrante dos Grupos de Trabalho GTT do Ministério do Trabalho que discute alterações nas Normas Regulamentadoras NR.24 e NR.15. integrou a Comissão de Direito Sindical da Ordem dos Advogados do Brasil (OAB/SP) no período de 2016/2018. Palestrante, conferencista Internacional em Direito do Trabalho, previdenciário, Sindical e Saúde e Segurança laboral. Professor e Técnico de Segurança do Trabalho.

TRABALHOS TÉCNICOS:

MEDEIROS, Jose Juscelino Ferreira De.; A Previdência Reformada. 1ª ed. São Paulo, 2019. *Independently Published*. ISBN. 9781710080322.

MEDEIROS, Jose Juscelino Ferreira De.; Os impactos do trânsito no trabalho dos profissionais do transporte coletivo da Cidade de São Paulo. 1ª ed. São Paulo, 2019. *Independently Published*. ISBN. 9781081707460.

MEDEIROS, Jose Juscelino Ferreira De., BATISTA, Cleide Regina. Aposentadoria dos Motoristas e Cobradores de Ônibus. 1ª ed. São Paulo, 2020. *Independently Published*. ISBN. 979-8600724976.

MEDEIROS, Jose Juscelino Ferreira De.; DANTAS, Arnaldo Donizetti. Reforma Trabalhista: implicações Sociais e Jurídicas para os trabalhadores brasileiros (setor de transporte). Revista do 7º Congresso dos Condutores de São Paulo, São Paulo, p. 10 - 49, 08 nov. 2017.

MEDEIROS, Jose Juscelino Ferreira De.; DO HORÁRIO DE INTERVALO E SEU FRACIONAMENTO NO TRANS-

PORTE RODOVIÁRIO URBANO DE PASSAGEIROS (Lei. 12.619/2012). 2012.

MEDEIROS, Jose Juscelino Ferreira De.; Aposentadoria Especial e Insalubridade para Motoristas e Cobradores de Ônibus Urbanos. 2010.

MEDEIROS, Jose Juscelino Ferreira De.; Direito Previdenciário: aspectos especiais do trabalhador de transporte. 2010.

MEDEIROS, Jose Juscelino Ferreira De.; SOUZA, E. C.; FESTINO, L. A.; Condições Sanitárias e de Conforto nos Locais de Trabalho a Céu Aberto. 2007.

MEDEIROS, Jose Juscelino Ferreira De.; SOUZA, E. C.; FESTINO, L. A.; SANTOS SOBRINHO, J. B. Condições de Acessibilidade, Conforto e Segurança no Transporte Com Ônibus Coletivo de Piso Baixo Central. 2007.

MEDEIROS, Jose Juscelino Ferreira De.; O Nexo Causal das Doenças Ocupacionais. 2004.

São Paulo, janeiro de 2020.

JOSE JUSCELINO FERREIRA DE MEDEIROS

https://josejuscelinoferreirademedeiros.com

http://mebsociedadedeadvogados.com.br

jose.juscelino@terra.com.br

---

[1] ISO – *International Organization Standardization* (Organização Internacional

de Padronização).

[2] MEDEIROS, José Juscelino Ferreira De., e SOARES, Kleber Torres – Riscos Da Exposição à vibração de corpo inteiro. Revista CIPA n°. 378, de maio/2011. Pag. 136/146.

[3] **MEDEIROS, José Juscelino Ferreira de** – Técnico de Segurança do Trabalho. Advogado pós-graduado em: 1. Direito Processual; 2. Políticas Públicas e Gestão Governamental. Mestre em Ciência Política – Cidadania e Governação. Mestrando e Doutorando em Ciências Jurídicas pela Universidade Autónoma de Lisboa/PT. *Curriculum LATTES* http://lattes.cnpq.br/1077096843851281

[4] *ISO – International Organization Standardization (Organização Internacional de Normalização).*

[5] **MEDEIROS, José Juscelino Ferreira De., e SOARES, Kleber Torres – Riscos Da Exposição à vibração de corpo inteiro. Revista CIPA n°. 378, de maio/2011. Pag. 136/146.**